O pH de CONEXãO

DOENÇAS CRÔNICAS MELHOR abordagem NATURAL para ajudar e prevenir.

Escrito por: **SHEILA BER –** consultor naturopata.

INTRODUÇÃO:

Eu sou um tecnólogo Microbiological/química, que é atualmente trabalhando como consultor Naturopathic.

Estou escrevendo este livro de aconselhamento para ajudar e prevenir, várias doenças crônicas, que eu experimentei-me.
Eu sou um sobrevivente do câncer de mama, tanto a doença de Crohn.

Grande parte dos pareceres fornecidos neste livro, é do meu micro-experiência de fundo biológicos/químicos e também desde o meu próprio pessoal.

Dedico o livro para meus filhos: Bernard e Philip.

O livro também é dedicado a todos os que procuram a ajuda, para sua dor desnecessária e sofrimento.

ÍNDICE:

O que é pH?

o pH é um acrônimo para "potencial de hidrogênio", ou o ácido a relação alcalina existente em toda a matéria e nosso corpo 7.365 medição do pH é o ponto de referência para medir a nossa saúde.

Nosso valor de intervalo normal de pH pode ser comparado ao nosso corpo temperatura; cada um de nós tem um valor de intervalo normal de 98.6 graus. Quando nossa temperatura corporal aumenta ou diminui Nós normalmente experimentamos sintomas e mais importante, nós também sei que há um motivo subjacente quando nossa temperatura não é normal.

escala de pH mede ácido para alcalino: 0 a 14.

Nosso pH do corpo deve ser 7.365, que é considerado neutro.

7.365 sendo neutro, se o seu pH é 6.365 - você é 10 vezes mais ácido do que o intervalo normal.

7.365 sendo neutro, se o seu pH é 5.365 - você está 100 x mais ácido do que o intervalo de norma.

Você pode ver como o fator de pH compostos propriamente dito. Eis porque as pessoas vão se sentir como se sua saúde tem quase e, portanto, são obrigada a tomar medidas para normalizar o equilíbrio de pH.

ALKALIZE e SURVIVE!

BREAST CANCER prevenção dicas e conselhos por SHEILA BER (survivor) & consultor Naturopathic.

50% DE TODOS OS CÂNCERES PODE SER PREVENIDA!

1) ALKALIZE seu corpo , 2) Tome diariamente vitamina D3 , 5.000-10.000 UI dividido em 2: estou & PM. maneira mais barata e simples de alkalize: 1/2 colher de chá de bicarbonato de sódio em 1 xícara de água, diariamente. Se sua dieta consiste de carboidratos excessivos (incluindo açúcares), e seu nível de estresse é muito alto, você tomar a medicação, você fuma, seu pH de corpo iria ser muito ácido.

Então você tem que tomar o bicarbonato de sódio, 2 x ao dia, para garantir o seu corpo não é ACIDIC, assim que ele irá desencorajar câncer de prosperando.

Nota: Células CANCEROSAS amor prosperar em um ambiente ácido só!

É química básica!

2) Tomar PROBIÓTICOS: 1-2 cápsulas por dia.

3) Coma a abundância de frutas e legumes. Menos carboidratos e gorduras.

4) Tomar 1-2 colher de sopa linho óleo e/ou óleo de peixe fígado de bacalhau diariamente! Eles reduzem a inflamação e também reduzem o risco para o câncer.

5) Não fumar, nem comer alimentos fumados. Fique longe de carnes frios. Coma peixe, frango e legumes que têm câncer de combate Propriedades.

6) Use cremes dentais flúor e Paraben livre. Fluoreto concorre com o iodo em seu corpo, assim causando a tireóide e desequilíbrio dos hormônios.

7) Use agentes de limpeza que são verdes e livres de produtos químicos prejudiciais voláteis.

8) Para substituir desodorizantes: use uma pequena mistura de <u>*bicarbonato de sódio*</u> *e água e aplique sob braços etc.*

Ele irá mantê-lo com cheiro fresco durante vários dias. Você pode repetir diariamente. É barato, eficaz e simples. Não deixar manchas em sua roupa.

9) Abster-se de beber álcool, se possível. Álcool aumenta o nível de estrogênio, alimentando o crescimento do câncer, (especialmente câncer hormonal) se excessivo.

10) Verifique periodicamente seu nível de tireóide. A tireóide controla todas as funções corporais, incluindo hormônios.

11) Todas as bebidas alcoólicas contêm levedura. Supercrescimento de levedura é tóxico, prejudicial e pode torná-lo propenso ao câncer.

Quando você come ou beber yeasty alimentos, bebidas, tais como: PIZZA, pastelaria, vinho, cerveja, consumir com moderação e imediatamente tomar probióticos, para se livrar da levedura excessiva em seu corpo. Probióticos também digerir e matar o fermento.

*Por favor note: uma forte presença de eveduras/Candida pode representar um alto risco de desenvolver câncer de mama.

12) Diariamente Verifique o nível de pH da urina. Optimum pH: 6.5-7.5).

13) Fazer exame de sangue, uma vez em 6 meses e verificar o seu nível de ESR. Indica a taxa de inflamação no seu corpo. Nível elevado de inflamação pode induzir o crescimento do câncer. Verifique também o estado do fígado .

14) Verifique seu nível de hormônios . Se seu nível de estrogênio é alta, são então considerados estrogênio dominante e portanto, um risco maior de desenvolver hormonalmente associado câncer.

Para equilibrar seus hormônios , é recomendável usar creme de progesterona Bioidentical 3% a 6%, uma vez ou 2 x diariamente.

Você simplesmente aplicá-lo sobre a pele, diariamente, alternando as áreas: abdômen, pescoço frente, dentro de meados de braços, dentro e costas das coxas.

Você vai exigir uma receita médica. Qualquer Dr. com uma abordagem alternativa terá prazer em ajudá-lo. Progesterona Bioidentical é benéfica para: equilíbrio da tireóide, saúde óssea, saúde do coração, sistema nervoso e muito mais.

Para obter mais informações, vá para:

http://www.hystersisters.com/vb2/article_97232.htm e http://www.hormone-healthy.com/Benefits_of_Natural_Progesterone.htm.

15) Verificar com um médico Naturopathic, se você tiver parasitas, particularmente o SOLHAS, que causam câncer! O teste é breve e simples, e é feito por meio de dispositivo informatizado dos sensores Electro Dermal.

* Eu tinha câncer de mama e achado ausente através deste teste, que eu tinha vermes que assumiram, quase 70% do meu corpo, quando o câncer já estava presente. Se eu soubesse antes, que eu tinha-lhes, e tem um tratamento adequado, câncer não teria sido o resultado. Você pode obter solhas, comendo legumes, impropriamente lavados, também peixe e carne insuficientemente cozinhados.

16) Manter seu stress nível para baixo. Encontre maneiras de lidar com ele com eficácia, para que ele não vai deixar o impacto negativo, tóxico em seu corpo, que pode resultar em câncer, ou em outras doenças graves.

<u>Química do corpo</u> : Stress, dieta ácida, medicamentos, álcool, fumo do cigarro, incluindo leveduras, fungos, parasitas todos contribuem ao pH ácido do corpo. É extremamente difícil ficar ligeiramente alcalina em todos os momentos, para a maioria das pessoas, salvo em caso de uma ação para reverter o pH ácido Maneira mais simples para inverter a acidez é alkalize: beber 1/2 colher de chá de BICARBONATO de sódio em 1 xícara de água, com 1 comprimido de potássio (para manter seus equilibrados de eletrólitos).
Fazê-lo 2-3 por dia. Bicarbonato de sódio é inofensivo, fornece-lhe com energia, adicionado o oxigênio, melhor digestão, tem desintoxicante efeito e neutraliza a acidez do corpo.

Se seu nível de acidez é demasiado elevado, você precisará Repita o acima de 2 - 3 vezes ao dia, para que seu corpo será ligeiramente alcalino: pH 7.0-7.5.

** Para testar o pH sanguíneo, basta verificar o pH na urina, 2 x ao dia. Se você tem câncer, você precisará marcar pelo menos 3 x ao dia. Câncer mais acidificando o organismo, liberando suas toxinas.

Um teste simples é feito com um q-Tip (revestida com açafrão e tem cor amarelo claro) e é colocado sob o fluxo da urina.

Se o pH é ácido, ele continuará a ser amarelo, e se for alcalina, a cor do q-Tip aparecerão na cor variando entre laranja e vermelha cor de vinho.

Laranja para os vinhos tintos, são as cores que você deseja atingir. Se você ver amarelo no seu q-Tip, imediatamente alkalize, tomando o bicarbonato de sódio bebida, como descrito acima.

** Para preparar seus Q-dicas para o teste, siga estas etapas simples: em um recipiente pequeno, coloque várias colheres de sopa de álcool etílico (farmácia). Misturar: 1/2 colher de chá de pó de açafrão. Misture bem.

Mergulhe 10-20 Q-Tips na mistura. Deixe seco sobre um pedaço de papel. Cortá-los em 1/2, então você pode usar ambas as extremidades para mais testes. Você terá uma oferta de mês para fazer seus testes diários de pH.

17) Você deve levar seu <u>diárias vitaminas</u> e <u>minerais</u> que ajudam a combater câncer, e os mais importantes são:

BETA CAROTENO - 20.000 UI

B-12- <u>Metil</u> <u>cobalamina</u> versão é melhor! Para a absorção óptima, 1000-5000 mcg.

ÁCIDO fólico - 5mg.

COMPLEXO b incluindo Multi minerais.

VITAMINA C - 2.000 mg.

<u>Minerais mais importantes</u> : Citrato de zinco -100 mg. Selênio -100-200 mcg, Potássio 99 mg, Cálcio Citrato de 1000mg - 1500 mg. diariamente, Magnésio citrato/malato 500 mg.

18) Você deve também ter <u>enzimas pancreáticas contendo bile de boi.</u> As enzimas digerem alimentos, parasitas, células cancerígenas, matéria pútrida deixada nas entranhas. Eles ajudam decompô-lo e manter o corpo limpo. Ela também ajuda na redução da inflamação. Tome um com cada refeição.

Também é recomendável tomar 2 comprimidos antes de ir para a cama à noite. Se você tem câncer, tome até 5 enzima comprimidos todas as noites, como células de câncer de digest de ajuda de enzimas.

Eu espero que você encontre a informação acima útil para você.

BER SHEILA, 2012.

Isenção de responsabilidade.

CÂNCER DE PRÓSTATA DICAS DE PREVENÇÃO E ACONSELHAMENTO.

50% DE TODOS OS CÂNCERES PODE SER PREVENIDA!

1) ALKALIZE seu corpo, 2) tome diariamente vitamina D3 5.000-10.000 UI dividido em 2: estou & PM. maneira mais barata e simples de alkalize: 1/2 colher de chá de bicarbonato de sódio em 1 xícara de água, diariamente. Juntamente com o sódio, você vai ser aconselhados a tomar 1 mg de potássio cápsula 99, a fim de manter o seus equilibrados de eletrólitos.

Também para ajudar a manter uma pressão arterial normal.

Se sua dieta consiste de carboidratos excessivos (incluindo açúcares), e seu nível de estresse é muito alto, você tomar a medicação, você fuma, consequentemente seu pH corpo iria ser altamente ácida.

Maneira mais fácil para neutralizá-lo, é tomando a base alkalizer, bicarbonato de sódio. Tomá-lo 2 x ao dia, para garantir o seu corpo é <u>não ÁCIDAS</u>, de modo que desanima câncer prosperando, e/ou disseminação. <u>Nota</u>: amor, células CANCEROSAS prosperam em um ambiente ácido só!

É química básica!

2) Tomar PROBIÓTICOS: 1-2 cápsulas por dia.

3) Come uma abundância de frutas e legumes. Menos carboidratos e gorduras.

4) Tome 1-2 colher (sopa) óleo de peixe fígado de linho óleo/Cod diariamente! Eles reduzem a inflamação, assim também reduzir o risco para o câncer.

5) Não fumar, nem comer alimentos fumados. Fique longe de carnes frios. Coma peixe, frango e legumes que têm câncer de combate Propriedades.

6) Usar cremes dentais que são flúor e Paraben livre. Fluoreto concorre com o iodo em seu corpo, assim causando a tireóide e desequilíbrio dos hormônios.

7) Use agentes de limpeza que são verdes e livres de produtos químicos prejudiciais voláteis.

8) Para substituir desodorizantes: use uma pequena mistura de <u>de bicarbonato de sódio</u> e água e aplique sob braços etc.

Ele irá mantê-lo com cheiro fresco durante vários dias. Você pode repetir diariamente. É barato, eficaz e simples. Não deixar manchas em sua roupa.

9) Abster-se de beber álcool, se possível. Álcool aumenta o nível de estrogênio, provocando e alimentando o crescimento do câncer, (especialmente câncer hormonal) se consumida excessivamente.

10) Verifique periodicamente seu nível de tireóide. A tireóide controla todas as funções corporais, incluindo hormônios.

11) Todas as bebidas alcoólicas contêm levedura. Supercrescimento de levedura é tóxico, prejudicial e pode torná-lo propenso ao câncer.

Quando você come ou beber yeasty alimentos, bebidas, tais como: PIZZA, pastelaria, vinho, cerveja consumir com moderação e tomar de imediato Probióticos, para se livrar da levedura excessiva em seu corpo. Probióticos também digerir e matar o fermento.

* Por favor, note: uma forte presença de leveduras/Candida pode representar um alto risco de desenvolver câncer de mama.

12) Diariamente Verifique o nível de pH da urina. Optimum pH: 6.5-7.5).

13) Fazer exame de sangue, uma vez em 6 meses e verificar o seu nível de ESR. Indica a taxa de inflamação no seu corpo. Nível elevado de inflamação pode induzir o crescimento do câncer. Verifique também seu <u>fígado</u> status.

14) Verifique seu nível de <u>hormônios</u>. Se seu nível de estrogênio é alta, são então considerados estrogênio dominante e portanto, um risco maior de desenvolver hormonalmente associado câncer.

<u>Para equilibrar seus hormônios</u>, é recomendável usar creme de progesterona Bioidentical 3% a 6%, uma vez ou 2 x diariamente.

Você simplesmente aplicá-lo sobre a pele, diariamente alternando áreas: <u>abdômen</u>, <u>pescoço frente</u>, <u>dentro de meados de braços</u>, <u>dentro e costas das coxas</u>.

Você vai exigir uma receita médica. Qualquer Dr. com uma abordagem alternativa terá prazer em ajudar. Progesterona Bioidentical é benéfica para: equilíbrio da tireóide, saúde óssea, saúde do coração, sistema nervoso e muito mais.

Para obter mais informações, vá para:

http://www.hystersisters.com/vb2/article_97232.htm e http://www.hormone-Healthy.com/Benefits_of_Natural_Progesterone.htm .

15) Verificar com um médico Naturopathic, se você tiver parasitas, particularmente os VERMES, que causam câncer! O teste é breve e simples, e é feito por meio de dispositivo informatizado dos sensores Electro Dermal.

* Eu tinha câncer de mama e achado ausente através deste teste, que eu tinha vermes que assumiram, quase 70% do meu corpo, quando o câncer já estava presente. Se eu soubesse antes, que eu tinha-lhes, e tem um tratamento adequado, câncer não teria sido o resultado.

Você pode obter solhas, comendo legumes, impropriamente lavados, também peixe e carne insuficientemente cozinhados.

* Observação: Cancro da próstata é um câncer hormonal, e ele é causas são em muitos aspectos similares aos cancros hormonais feminino.

16) Manter seu stress nível para baixo. Encontre maneiras de lidar com ele com eficácia, para que ele não vai deixar um impacto negativo, tóxico em seu corpo, que pode resultar em câncer, ou em outras doenças graves.

Química do corpo: Stress, dieta ácida, medicamentos, álcool, fumo do cigarro, incluindo leveduras, fungos, parasitas todos contribuem ao pH ácido do corpo. É extremamente difícil ficar ligeiramente alcalina em todos os momentos, para a maioria das pessoas, salvo em caso de uma ação para reverter o pH ácido do corpo.

Maneira mais simples de alkalize é: beber 1/2 colher de chá de de BICARBONATO de sódio em 1 xícara de água, com 1 do potássio tablet (para manter seus equilibrados de eletrólitos). Fazê-lo 2-3 por dia.

Bicarbonato de sódio é inofensivo, fornece-lhe com energia, adicionado o oxigênio, melhor digestão, tem desintoxicante efeito e neutraliza a acidez do corpo.

Se seu nível de acidez é demasiado elevado, você precisará Repita o acima de 2 - 3 vezes ao dia, para que seu corpo será ligeiramente alcalino: pH 7.0-7.5.

** Para testar o pH sanguíneo, basta verificar o pH na urina, 2 x ao dia. Se você tem câncer, você precisará marcar pelo menos 3 x ao dia. Câncer mais acidificando o organismo, liberando suas toxinas.

Um teste simples é feito com um q-Tip (revestida com açafrão e tem cor amarelo claro) e é colocado sob o fluxo da urina.

Se o pH é ácido, ele continuará a ser amarelo, e se for alcalina, a cor do q-Tip aparecerão na cor variando entre laranja e vermelha cor de vinho.

Laranja para os vinhos tintos, são as cores que você quer ter. Se você ver amarelo no seu q-Tip, imediatamente alkalize, tomando o bicarbonato de sódio bebida, como descrito acima.

** Para preparar seus Q-dicas para o teste, siga estas etapas simples: em um recipiente pequeno, coloque várias colheres de sopa de álcool etílico (S.D.M.). Misturar: 1/2 colher de chá de pó de açafrão. Misture bem. Mergulhe 10-20 Q-Tips na mistura. Deixe seco sobre um pedaço de papel. Cortá-los em 1/2, então você pode usar ambas as extremidades para mais testes. Você terá uma oferta de mês para fazer seus testes diários de pH.

17) Você deve levar seu <u>diárias vitaminas</u> e minerais que ajudam a combater câncer, e os mais importantes são:

BETA CAROTENO - 20.000 UI

B-12 - <u>Methylcobalamin</u> versão é melhor! Para a absorção óptima, 1000-5000 mcg.

ÁCIDO fólico - 5mg.

Complexo b incluindo Multi minerais.

VITAMINA C - 2.000 mg.

<u>Minerais mais importantes:</u> <u>Citrato de zinco</u> <u>-100 mg.</u> <u>Selênio</u> <u>-100-200 mcg,</u> <u>Potássio</u> <u>99 mg,</u> <u>Cálcio Citrato de 1000mg - 1500 mg. diariamente,</u> <u>Magnésio citrato/malato 500 mg.</u>

18) Você deve também ter <u>enzimas pancreáticas contendo bile de boi.</u> As enzimas digerem alimentos, parasitas, células cancerígenas, matéria pútrida deixada nas entranhas. Eles ajudam decompô-lo e manter o corpo limpo. Ela também ajuda na redução da inflamação. Tome um com cada refeição.

Também é recomendável tomar 2 comprimidos antes de ir para a cama à noite.

Se você tem câncer, tome até 5 enzima comprimidos todas as noites, como células de câncer de digest de ajuda de enzimas.

BER SHEILA, 2012.

Isenção de responsabilidade.

DOENÇA de CROHN ajudar e melhor aconselhamento-meu regime de sucesso pessoal.

MEU MELHOR CONSELHO PARA VOCÊ:
Vitamina D3 *a deficiência é um fator importante para Crohn. Eu tomo UI de 8.000-10.000 por dia, dividido por dois, 2 x ao dia.*

Tente como eu tomar a dose acima, mas sempre com uma colher de óleo de linho ou de peixe, para otimizar a absorção. Vitamina d irá dar-lhe energia, reduzir a inflamação, equilíbrio seu Tireóide e outras hormonas, protegem contra o desenvolvimento de câncer, manter o sistema nervoso saudável, ajudá-lo a dormir melhor e muito mais.

Elimine açúcares e substituir por mel em tudo! Mel é composto de mono-sacáridos e facilmente digerido pelos intestinos aflitos Crohn, portanto menos crescimento bacteriano que provoca inflamação. Tente também tomar 1/2 colher de chá de mel de MANUKA, em estômago vazio 1 hora antes de uma refeição.

Ele cura qualquer ferida dentro e fora do corpo!!! *<u>Se você é alérgico a frutose, não comer mel!</u> Tente Stevia.

* Por favor, note: se o mel não é armazenado corretamente, ou vem em uma embalagem inadequada, é vulnerável a contaminação bacteriana. Ele pode ser armazenado à temperatura ambiente, sempre com a tampa fechada corretamente.

Ele ajuda contra qualquer dor abdominal! Eu experimentava aquilo quando eu tive dor de um ataque de Crohn, a dor tinha ido embora. O custo é de cerca de US $12 um para jar pequeno e ele dura por um tempo razoavelmente longo.

AÇÚCAR EM QUALQUER FORMA, É EXTREMAMENTE PREJUDICIAL PARA O INTESTINO INFLAMADO DOS DOENTES DE CROHN.

Evite fumar e café, apenas uma vez ao dia ou todos os dias! Em vez de café, estar alerta e desperto, coloque um traço ou dois de pimenta caiena em 1/2 xícara de água quente ou em saladas, sopas, pratos de qualquer. Ele faz maravilhas! Ele também tira dor!!!

Tomando diariamente: 2 colheres de sopa de VINAGRE de maçã em 1 xícara de warm água, ajuda tremendamente! Sem dúvida!

Também tomo 1 aspirina revestido 81 mg. todos os dias, ou todos os dias. Ele mantém a inflamação para baixo, e o sangue fino, devido à alta ESR associado com a doença de Crohn.

Evita possíveis traçados em adultos mais velhos, devido a contagem de plaquetas de sangue elevada associado e ESR alta!

Você não vai se arrepender implementando as sugestões acima, como você está recebendo-os de sofredor de Crohn como a mesmo, que é maduro em anos, e com a experiência, e que tem experimentado todas as coisas. Eu tenho desde neste livro, muitas sugestões úteis para situações de emergência. Se você não tentar, você nunca vai saber...

Nível de *seleção com seu G.P. sua tireóide e também o nível de hemoglobina. Talvez seja necessário pílulas de ferro (melhor de origem vegetal). www.vitacost.com vende-los mais barato - Item # CTL4026594. Tomar 3 por dia com vitamina C - 500-1000 mg, por 3 meses.*

Quando na dor intensa, para alívio imediato, tome também 1 colher de sopa de prata coloidal, mas swash na boca por alguns segundos e, em seguida, engolir. Em 5-7 minutos, a dor subsides.

Além disso ter: terapia enzimática <u>complexo de ROBERT</u> (aproximado-. $ 20.-), que é extremamente útil para evitar um ataque.

Tomá-lo 3 x ao dia, durante vários dias apenas, em um estômago vazio até que você sinta melhor.

Dor de Crohn, qualquer dor abdominal, pode ser atenuada com eficiência também, com mistura de ervas fervida (5 min.): sálvia, hortelã, anis. Bebida quente, várias vezes / dia. É muito cura e desintoxicantes. Não se esqueça do mel de MANUKA também para a dor!

<u>Não</u> : comer frituras!

<u>Não beber leite cru!</u> Você deve minimizar o leite de consumo. Você pode beber 2-3 copos por semana, mas <u>você deve fervê-lo primeiro</u>!!! Porque leite tem uma bactéria específica que agrava severamente o Crohn, mas se você fervê-lo, você deve ter nenhum problema.

Não beba álcool, como todas as bebidas alcoólicas contêm levedura. Supercrescimento de levedura é tóxico, prejudicial e pode causar inflamação.

7a) quando você comer ou beber <u>yeasty alimentos,</u> <u>bebidas,</u> tais como: PIZZA, pastelaria, vinho, cerveja, consumir com moderação e imediatamente tomar probióticos, para se livrar da levedura em seu corpo, antes que fique fora de controle.

Probióticos também digerir e matar o fermento.
<u>Comer</u> : 2-3 x por semana salmão de peixes e também de frango. Trata-se de cura para os intestinos e anti-inflamatórios. Eles são benéficos para o coração, cérebro e para a depressão também.

CLACK: Óleo de fígado de bacalhau: 2-3 colheres de sopa diariamente. É anti inflamatório e mantém seus vasos sanguíneos em boa forma. Ele também ajuda a afastar a depressão.

Coma arroz diariamente se você puder, até você ficar melhor. Quando você sente melhor, você pode aumentar suas batatas e ingestão de pão (trigo integral ou 7 grãos).

O arroz é o carburador só complexo que realmente melhor concorda com Crohn. Você pode cozinhá-lo de muitas maneiras.

Você pode até mesmo adicionar passas, dorsos amêndoas, adicionar 3 colheres de sopa de mel, 2 colher de sopa de óleo de semente de uva (melhor óleo) e 1/2 colher de chá de manteiga, noz-moscada, alguns (1/3 colher de chá) de casca de limão ralada, canela, 1/2 xícara de leite ou leite condensado (em lata).
Traga a uma fervura e deixe cozinhar por cerca de 15 minutos. Coma frio ou quente.

A pior coisa que você pode fazer é sentir pena de si mesmo. Eu sei de que Crohn pode causar depressão. Mas você tem que manter-se forte, positivo e esperançoso!
Você deve passar com a vida.

Você tem que ser flexível quando se trata de comida e dar os itens que lhe causar problemas (inflamação).

* Se você cometer um erro e você come alguma coisa que você não deveria, ou se estresse provoca o ataque, apesar dos esforços, não desista! Manter a combatê-la e fazer todas as dicas dadas a você neste livro.

Leva tempo para curar, e lentamente você vai curar, eu prometo! No entanto, você tem que fazer algumas alterações, você apenas tem que, ou você pode sofrer grande momento.

Você apenas tem que visualizar seus intestinos, e o que você coloca neles!

Tome sempre mel para substituir o açúcar e o mel MANUKA para a dor. Tome também PROBIÓTICOS ("Primal Defense" é o melhor!) para manter nível microbiano e inflamação para baixo.

Se você é alérgico a frutose, não coma mel! Lembre-se: que o intestino pode curar a qualquer momento, mas lentamente e certamente.

No entanto, você tem que controlar o que você come e quanto. Apenas tente olhar dentro de você. Mantenha a calma, tente não se preocupe.

Se você se sentir deprimido, você deve tomar complexo B 2 - 3 vezes ao dia e L-theanine (aminoácido) 1-2 por dia. Beber café: uma vez ao dia suficiente! Mesmo diluído (eleva o nível de serotonina, fazer você sentir conteúdo).

Tome 2 colher de sopa de bacalhau óleo de fígado por dia, como combate a depressão e inflamação!

Comida chinesa pode ser oleosa. Se for vegies e arroz, que não são oleosos, it's OK. Molho de soja agrava Crohn, portanto, fique longe dele. Laranja também é muito agravante. Em vez de limão no alimento, use CAL, como é melhor para intestinos de Crohn.

Frango Teriyaki tem molho de soja e pode agravar. Bife é bom, batatas acho OK, adicionar azeite sobre eles, alguns Salsa, suco de limão e sal, é tudo cura e excelente degustação.

Acho que se você come 3 vezes por semana e, em seguida, descansar 3 dias, como alternativa, seu corpo não desenvolve intolerância (alergia) aos ovos de ovos. Mas, em seguida, é individual.

White farinha de qualquer forma (pão, bolos, cookies etc) não é bom para Crohn. Eu comer pão integral ou 7 grãos, mas mantê-lo ao mínimo, como a farinha converte açúcares (polissacarídeos, dissacarídeos) e suas entranhas terão dificuldade em digeri-los.

Carboidratos complexos, como arroz (Basmti é o melhor!). Batatas, 3 x por semana é bom.

Sanduíche com carne cozida casa está OK, mas definitivamente <u>não os frios!</u>

Frios fará com que um ataque imediato e mais inflamação como resultado. Os intestinos podem reagir negativamente, incluindo a formação de um bloqueio. <u>Não coma</u> : Maçãs, laranjas, pizza (por agora).

Você pode comer : Bananas (muito bom! mesmo 2-3 x ao dia), brócolis é muito bom, mas devem ser lavada e fervida por 3-5 minutos, para facilitar para o intestino para digerir. Cenouras são muito bons, mas agora, até que suas entranhas ficar melhores, você deve cozinhar as cenouras por cerca de 10 minutos, para a digestão mais fácil.

Tomates são muito bons, mas podem irritar seus intestinos sensíveis. Você pode comer tomate fresco com azeite polvilhado em cima, e gostos yummi.

Fatias de pizza 1-2 são OK, mas por causa da levedura na crosta terrestre, você deve tomar 2 cápsulas de PROBIÓTICOS imediatamente, para digerir e matar o fermento. Caso contrário, ele pode te dar dor e inchaço. Panquecas são Ok, se você comer 2-3, apenas com mel, sem outros xaropes, ou até mesmo de xarope de ácer, devido ao teor de açúcar (dissacarídeos), que pode danificar suas entranhas.

Boa sorte!

BER SHEILA, 2012.

ISENÇÃO DE RESPONSABILIDADE.

AJUDAR a ARTRITE e prevenção melhor Conselho.

MEU MELHOR CONSELHO PARA VOCÊ:

O basic faz com que contribuem para a artrite são como se segue:

1) <u>Alta atividade microbiana</u> que resulta em <u>inflamação.</u> <u>Tomar probióticos</u> ! Eles têm muitos benefícios de saúde, e ajudam a combater e eliminar micróbios, que causa inflamação.

2) <u>Acção mecânica</u> das articulações e erosão da cartilagem.

Cartilagem age como isolamento entre os ossos.

Causas mecânicas variam e incluem desgaste: uso constante, ao longo de uso ou uso incorreto das articulações, aumentando o risco de danos a eles.

Senhoras: <u>minimizar vestindo sapatos de salto altos.</u> Todos: desgaste confortáveis enxadas que lhe fornecem um apoio adequado.

Verifique também seu corpo balançar. Efeitos de corpo desequilibrado a maneira de andar e assim os efeitos também a mecânica função de seus joelhos. Se você sente que você falta equilíbrio, ver um quiroprático ou fisioterapeuta. Talvez você precise ajustar suas costas e postura periodicamente.

*Exercício: fazer exercícios diários, dentro de seu confortável limites, com um pouco de desafio ou resistência, irão ajudá-lo Construa resistência, equilíbrio e mobilidade. Por favor, consulte a cláusula # 10 abaixo, para obter mais informações.

3) Pressão -Pressão de peso pesado, nas articulações, particularmente nos joelhos, pode contribuir para mais danos e erosão da cartilagem, ossos e tendões. Não carregue pesos pesados. Lidar com o peso que você sente é luz e que não exercerá pressão sobre os joelhos. Os joelhos carregam grande parte do seu peso corporal. Se você estão acima do peso, que você vai beneficiar muito perder peso que se sente confortável a você, e que também será beneficie os joelhos e outras articulações.

4) Temperatura - Manter suas articulações quentes, especialmente o joelhos durante as temporadas de frio e frios. Os joelhos são muito sensíveis ao frio.

Temperatura fria agrava e endure çaeles, bem como todas as outras articulações, resultando em inflamação e a dor, especialmente se você já está sofrendo de alguns grau de artrite.

Solução : Wear perna aquecedores, puxados sobre os joelhos, dia e noite, para garantir que eles sejam mantidos constantemente quentes!

* Você pode obter acrílicos perna aquecedores no máximo Dollarama lojas, a um preço muito baixo.

Nota: Mantendo os joelhos quentes, quando a temperatura do seu torno é abaixo dos 15° C, faz um mundo de diferença, como sentir os joelhos!

5) Umidade -Alta umidade inferior e nível no ar pressão barométrica representam ambiente desfavorável para a Sofredores da artrite.

* *Cuidar de suas articulações, especialmente dos joelhos, aplicando um barreira na área das articulações.*

<u>Solução</u> : *Uma barreira adequada pode ser qualquer óleo de cozinha comum, saudável, tais como sementes de uva, amêndoa, mostarda ou até mesmo óleo de Canola.*

Massagem diariamente, qualquer um dos acima sobre a área comum, por alguns segundos. O petróleo vai deixar uma camada fina, para manter a humidade fora.

Além disso, os óleos ricos em anti-oxidantes, quando penetrar a pele, irá fornecer as articulações com excelente benefícios para a saúde, bem como com muito necessária <u>lubrificação</u>.

6) <u>Imbalanced corpo pH. Seu pH sanguíneo deve ser ligeiramente alcalina</u> , e se é ácida, dá origem a maior microbiana atividade em seu corpo, privação de oxigênio, assim, maior nível de inflamação, que se manifesta de muitas maneiras.

Em geral o pH do corpo tem um efeito significativo em todas as juntas, órgãos, vasos sanguíneos, tecidos, hormônios, em suma, todo corpo sistemas. PH ácido é atribuído ao elevado consumo de carboidratos/açúcares, proteínas, óleos, gorduras e stress!

A alkalize diária faça o seguinte : Tomar 1/2 colher de chá de bicarbonato de sódio (Arm & Hammer) em 1 xícara de água, com 1 comprimido de potássio (para manter seus fluidos de eletrólito equilibrados).

Talvez você precise repetir o acima de 2 - 3 vezes ao dia, para que seu corpo continuará a ser ligeiramente alcalino: pH 7.0-7.5.

Para testar o pH do corpo, você simplesmente testar o pH na urina, como se segue:
Um teste simples é feito com um q-Tip (revestida com açafrão, e tem cor amarelo claro) e é colocado sob o fluxo da urina.

Se o pH é ácido, ele continuará a ser amarelo, e se for alcalina, a cor do q-Tip aparecerão na cor variando entre laranja e vermelha cor de vinho.

Laranja para os vinhos tintos, são as cores que você deseja obter. Se você ver amarelo no seu q-Tip, imediatamente alkalize, tomando o bicarbonato de sódio bebida, como descrito acima.

** Para preparar seus Q-dicas para a prova, faça o seguinte simples etapas: em um recipiente pequeno, coloque várias colheres de sopa de rubbing álcool etílico (S.D.M.). Misturar: 1/2 colher de chá de pó de açafrão. Misture bem. Mergulhe 10-20 Q-Tips na mistura.

Deixe seco sobre um pedaço de papel. Cortá-los em 1/2, então você pode usar ambas as extremidades para vários testes. Você terá uma oferta de mês para fazer seus testes diários de pH.

7) _Desequilíbrio eletrolítico_ - _Se não houver fluidos do corpo do eletrólito equilibrado, a condutividade elétrica em suas articulações não é o ideal. Assim, resultando em menos o seguinte: circulação do sangue, oxigênio, nutrientes e energia._

**Para equilibrar seus eletrólitos tomar diária: Multi-minerals, e também 1 potássio tablet 99 mg - 1-2 x ao dia.**

8) _Dieta_ -Dieta que consiste em açúcares excessivos, carboidratos, lixo alimentos que contenham também insalubres óleos e gorduras, que poderiam ser nocivos e tóxicos para suas articulações e corpo em geral. Açúcares elevados de dietas sob qualquer forma, incluindo carboidratos, irão alimentar o bactérias anaeróbias e fungos em seu corpo, multiplicando-se -los e aumentar o nível microbiano, que será resultar em maior inflamação e dor, consequentemente a erosão da cartilagem dos articulações e ossos.

**Reduzir a sua ingestão de carboidratos/açúcares!**

*<u>Nota</u>: mel (monossacarídeos) com moderação é muito bom.

Ela se rompe e obtém absorvida mais rapidamente, permitindo que menos tempo para micróbios alimentar e multiplicar.

Mel pode ser usado em café, chá, cozimento e muito mais. Ele é mantido à temperatura ambiente, mas tem de ser tratado com cuidado, usando sempre utensílios limpos durante o uso, para evitar qualquer contaminação microbiana.

9) <u>Estado mental</u> -Se você estiver enfrentando o stress que é extrema, ou se suas emoções estão flutuando fora de controle.

Claro que é individual e cada pessoa extrema varia, de acordo com suas capacidades de enfrentamento.

Encontre maneiras positivas para lidar com ele e não deixe que ele atrasar, como ela é prejudicial à sua saúde, e suas articulações sentirão!

Stress converte pH corpo em ácido:

NÍVEL DE ESTRESSE SUPERIOR = MAIOR ACIDEZ DO CORPO.

MAIOR ACIDEZ = MAIOR NÍVEL MICROBIANO.

MAIOR NÍVEL MICROBIANO = MAIOR INFLAMAÇÃO E DOR!

RELAXAMENTO MAIOR = MENOR ACIDEZ DO CORPO.

DIMINUIÇÃO DE ACIDEZ = INFLAMAÇÃO DIMINUÍDA E DOR!

ALKALIZE diariamente! Ver cláusula # 5 acima.

Quando o pH do corpo é muito ácido, impede o normal metabólica actividades, que irão resultar em inflamação e dor!

* Acidez corpo é detectada no sangue e urina, bem como na saliva.

A detenção a progressão da ARTRITE IN YOUR articulações, tomar as seguintes diárias:

1) GLS-500 -(Sulfato de Glucosamina) ou GLS-1000, 1 cápsula - 2 x ao dia.
Você pode levá-lo com os alimentos, se enfrentando qualquer desconforto.

*Dê-lo tempo ter pleno efeito: 3-4 semanas!

2) Boswellia -Uma erva anti-inflamatórias que é muito eficaz.
1 comprimido 2 x ao dia.

3) __MSM__ -(Metilsulfonilmetano) 1000 mg. - excelente em reduzir a dor e a inflamação. Tome 1 cápsula 2 x ao dia. Para a maior dor e inflamação, você com segurança pode demorar 1-6 cápsulas 3 x ao dia, de preferência com o estômago vazio.

4) __Multi-vitaminas.__

5) __Complexo B__ - 1 comprimido - 1-2 x ao dia, com alimentos, para ajudar a combater stress.

6) __Vitamina D3__ -2.000-4.000 UI tabletas, 2 x ao dia, tomadas com Óleo de linho/óleo Ômega para absorção máxima. A vitamina d é um antiinflamatório esteróide. É muito benéfico particularmente em concentrações mais elevadas, para manter a inflamação para baixo. Mantém saudável ossos e Thyroid equilibrada. Vitamina D3 pode ser com segurança tomadas, até 10.000 UI por dia, dividido em dois, 2 x aday. Melhoria da saúde e redução da inflamação, são notados imediatamente.

7) __Beta-caroteno__ - 1 caplet 2 x ao dia, com alimentos. Ele ajuda a combater a inflamação!!!

8) Aspirina 81 mg revestido - mesmo todos os dias. Tomá-lo com alimentar só! é muito eficaz na redução da inflamação.

Você pode verificar o resultado verificando seu sangue nível ESR, ao tomar um exame de sangue.

9) Citrato de cálcio - Esta forma é mais absorvível. Take 1.200 mg de-1,500 por dia, juntamente com vitamina C, a sinergia mais absorção de ajuda, para manter ossos fortes.

10) Enzimas -Tomar enzimas com refeições, para manter seu sistema de digestão limpo e para reduzir a inflamação.

11) Exercício & Yoga -Você deve exercer-se diariamente, 15-20 minutos, para manter suas articulações, bem como seus músculos de ficar Stiff. Se você não fizer isso, você vai experimentar também mobilidade pobre.

Quando você trabalha as articulações e músculos, seu corpo fluidos lubrificantes bioquímicos essenciais segredos, que gradualmente ajudar você a alcançar melhor mobilidade.

Nota: *mesmo se você estiver experimentando dor, fazer o maior esforços para exercer. Lubrificantes fluidos lentamente irão torná-lo mais fácil de fazer! Se você estiver em dor extrema, você pode ter Tylenol 1/2 hora antes do treino.*

Ioga*: Fazendo ioga cerca de 10-15 minutos por dia, deitado no seu confortavelmente para trás, irá lhe proporcionar muitos benefícios de saúde, fisicamente, mentalmente e espiritualmente.*

Você pode conferir alguns exercícios úteis nesses site:

http://www.eHow.com/way_5344176_top-Yoga-exercises-hip-Pain.html e

http://www.Livestrong.com/article/419696-Gentle-exercises-Quando-mentindo-down /

Eu espero que você encontre as informações acima muito útil.

BER SHEILA, 2012.

Isenção de responsabilidade.

FRIO - PREVENÇÃO DE SINAIS PRECOCES CONSELHOS.

Sentindo os sinais de frio chegando? Prendê-lo antes que ele recebe o melhor de você. Proteja-se imediatamente, simplesmente seguindo minhas melhores sugestões:

Tome:

1. Beta-caroteno - 25.000 UI com uma colher de sopa de óleo de linho, ou com pouco de manteiga, para melhor absorção, pois é uma vitamina solúvel de gordura. É também um anti inflamatório.

2. Vitamina C - 2.000-4.000 mg. um dia. 2.000 mg. em AM e 2.000 mg. em vez de PM.

3. Óleo de fígado de bacalhau - 2 colher de sopa por dia. O óleo fornece-lhe com muitos benefícios de saúde:

redução do colesterol, de sangue desbaste, fortificar o sistema nervoso, reduzir a inflamação, Auxiliando contra a depressão, melhora memória e muito mais. O óleo é muito rico em vitamina A e D.

4. <u>Vitamina B-12</u> - (melhor versão que é altamente absorvível: <u>METHYLCOBALAMINE</u>) tomar 1000-2000 mcg. Diária.

É uma vitamina de mosto para reforçar a imunidade, para o aumento da energia, para depressão, sistema nervoso e muito mais.

5. <u>Complexo B-</u> 1-2 cápsulas por dia, para a saúde em geral.

6. <u>Colostro-</u> 2-3 cápsulas por dia. <u>Isso é absolutamente indispensável suplemento para evitar um resfriado e fortalecer seu sistema imunológico.</u> Este produto é natural e é encontrado nas glândulas mamárias.

Colostro contém grande quantidade de anticorpos chamados "imunoglobulina secretória" (IgA) que ajudam a proteger as mucosas na garganta, pulmões e intestinos da criança.

Quando sentir desgastado para baixo, eu recomendo sempre ter Colostro, pelo menos para os primeiros 2-3 dias de um início de um resfriado.

Além disso, uma boa idéia é também tomar Tylenol 325 mg. 1 comprimido, 2 x ao dia, para um ou dois dias, pois tem efeito prender sobre resfriados, devido ao seu anti ação inflamatória.

Alkalize!!! – A maioria de nós tem pH ácido, devido a uma dieta ácida, alto estresse nível, biológicas e químicas toxinas e outros fatores.

Para atingir um pH equilibrado, para apenas ligeiramente alcalino, temos alkalize diariamente.

 PH ácido (um desequilíbrio) tem muitas implicações negativas sobre a saúde. Nossas defesas imunitárias é abaixada, e o resultado é maior nível microbiana, aumento de inflamação, causando doenças, incluindo o resfriado comum.

A alkalize : Tomar ½ colher de chá de bicarbonato de sódio em 1 xícara de água, mexa bem e beber junto com 1 comprimido de potássio 99 mg. potássio é necessário para manter líquidos de eletrólito de corpo equilibrados, bem como para manter o nível de pressão arterial normal.

* Fique longe de junk food.

* Reduzir a ingestão de açúcar!

 Se tomado excessivamente, você experimentará: 1) freqüente de açúcar no sangue flutuações, supercrescimento 2) microbiana, resultando em maior nível de corpo inflamação. 3) mais lento cura. 4) Inquietude.

* se abstenha de consumir carne vermelha, como ele coloca um fardo no sistema imunológico, devido ao maior tempo de digestão.

* Comer peixe ou frango, que fornecem mais benefícios para a saúde, e são anti-inflamatórios. Eles ajudam a curar mais rapidamente.

*<u>Livrar de catarro</u>, tomar <u>Curcuma</u> em pó. Ele irá limpar seus pulmões, muito em breve. Tomar 1 colher de sopa em 1 copo de água, fervida Mexa bem, esfriar e beber 1/3-3 x ao dia, até que você se sentir melhor! Beba antes ou depois da ingestão de alimentos. Ele funciona!

* Beber a sopa de galinha, um real! Pacotes comerciais não vai lhe fornecer os mesmos benefícios.
Se você não tiver a sopa de galinha, comer carne de frango em qualquer formulário você gosta, de preferência não frito. Ele pode estar em um envoltório, em um sanduíche, ou por conta própria.

manter as extremidades do corpo (cabeça e pés) quente, como eles são mais sensíveis a mudanças de temperatura, que possam influenciar a seu frio.

Desejando-lhe uma rápida recuperação.

BER SHEILA, 2012.

Isenção de responsabilidade

SHEILA BER BIOGRAFIA 2012.

Profissionalmente:

*Eu sou um **Tecnólogo Microbiological/química**, atualmente
trabalha como **consultor de Naturopathic**.
Eu trabalhei em microbiologia e química, por cerca de 12 anos,
nas indústrias farmacêutica, cosmética e toucador.*

*Eu comecei para fora como uma analista microbiológica/química.
Eu executei:
análises químicas e microbiológicas das matérias-primas,
produtos acabados, variedade de materiais de embalagem e sua
compatibilidade com a gama diferente de produtos acabados.*

*Testes de análises químicas foram realizadas com instrumentos
tecnologicamente avançados até à data, como espectrofotômetros
e outros aparelhos.
Testes microbiológicos incluindo a incubação das amostras e
estudos microscópica de uma variedade de bactérias, leveduras e
fungos.*

Eu também estava envolvido em pesquisa e desenvolvimento e em formulações de grande variedade de produtos.
Eu realizada em muitas formulações e modificação alguns quando necessário.

Eu tenho avançado vários anos mais tarde, para uma posição mais elevada, com o título do Gerenciador de controle de qualidade.

Meu trabalho incluído:
1) Os controle de qualidade das matérias-primas, produtos acabados, embalagens.

2) Eu era responsável por gerenciar e apoiar o pessoal de laboratório.

3) Além disso, eu ter efectuado inspecções nas instalações de piso de produção, os equipamentos, incluindo o sistema de ventilação e outros sistemas. Emissão de relatórios mensais sobre as conclusões, minhas recomendações e implementação de ações corretivas necessárias.

4) Comunicação com saúde Canadá, particularmente para obter suas aprovações normativas para novos produtos e novas patentes. Lhes fornecer documentação e informações de MSDS de matérias-primas envolvidas, em todas as formulações.

Tremendamente gostei todas as funções acima.

É tecnicamente muito trabalho envolvido, muito interessante e desafiador.

Pessoalmente:

Em geral, eu sou um pouco convencional, embora como ficando mais velhos, me tornar um pouco mais convencional. Eu gosto de coisas simples linha reta, sem complicações!
Eu gosto de ajudar as pessoas. Eu tento ver as coisas, situações, de diferentes perspectivas.

Eu abster-se de julgar outras pessoas, mas precisa conhecer todos os factos e as razões para seu comportamento particular, pensamentos e ações, antes de formar qualquer opinião.
Levo tudo com um grão de sal, sempre estadia alerta e cautelosa.

A vida tem seus altos e baixos, mas eu sempre tento manter à tona. Tentar é a palavra chave!

Costumo verificar minhas expectativas e reduzi-los podem às vezes, para manter as coisas em perspectiva.

Aos 20 anos de idade, mim terminou 2 anos de serviço, no exército, preenchendo a posição do sargento. Definitivamente, foi uma experiência de vida significativa para mim.

Eu tenho dois filhos a maturidade. Eu os amo muito caro!
Eu gosto de ser mãe cuidar, não é perfeita, com sempre
espaço para melhorias.

EDUCAÇÃO:
*Eu tenho se formou com **honras em ciência,** e com **distinção física.***

Seneca College
Microbiológica/química tecnologia

Escola técnica
Elaboração de arquitetura/mecânica

Escola de contabilidade
Contabilidade geral

OCUPAÇÃO:

Atualmente estou trabalhando como consultor Naturopathic.

HISTÓRICO DE EMPREGOS:
EMPRESA comercial - Toronto em matéria de droga
Microbiológica/química Technologist

FABERGÉ - Toronto
Controle de qualidade / gerente de laboratório

REVLON - Toronto
Controle de qualidade / gerente de laboratório

Negócios da ACCENTURE para utilitários - Toronto
Contabilidade/administração

*Eu **viviam em:***
1) Toronto, Canadá,
2) A Argentina.

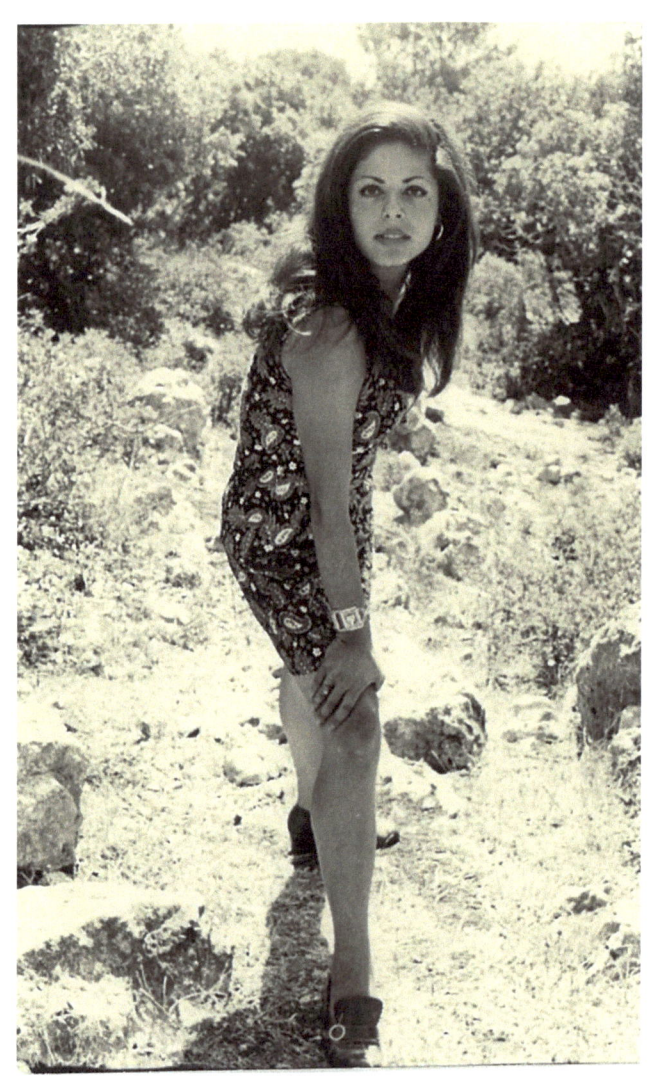

SHEILA BER, 2012.
(SHULLA)

Isenção de responsabilidade.

Copyright © 2012 Sheila Ber. Todos os direitos reservados.

ALKALIZE e SURVIVE!